¡NO ESTÁS ATRAPADO POR EL VPH!

ROSA ROMERO

¡NO ESTÁS ATRAPADO POR EL VPH!

ROSA ROMERO

DESCARGO DE RESPONSABILIDAD

Este libro se ha escrito con fines exclusivamente informativos, por lo tanto, este debe utilizarse sólo como una guía, pero no reemplaza de ninguna manera el tratamiento médico ni terapéutico que pueda usted necesitar en circunstancias difíciles. En este sentido, se aconseja a todos los lectores que sigan la información aquí mencionada bajo su propia responsabilidad. El autor y el editor no tendrán ninguna responsabilidad ante ninguna persona o entidad con respecto a cualquier pérdida o daño personal producido o supuestamente producido directa o indirectamente por la información contenida en este libro. Se recomienda a todos los lectores que busquen asesoramiento médico profesional cuando lo necesiten.

El propósito de este libro es transmitir la experiencia del autor. El autor y el editor no garantizan que la información contenida en este libro sea totalmente completa y no serán responsables de ningún error u omisión.

Copyright © **2021 Rosa Romero**

Título: ¡NO ESTÁS ATRAPADO POR EL VPH!

ISBN XXXXXXXXXXXXX

Todos los derechos reservados

Ninguna parte de este libro puede ser reproducida ni almacenada en cualquier sistema –electrónico, mecánico, de fotocopiado, de almacenamiento en memoria o cualquier otro–, ni transmitida de cualquier forma o por cualquier medio, sin el permiso expreso del editor.

ÍNDICE

INTRODUCCIÓN 9
CONFUSIÓN 11
LO QUE DEBES SABER 17
QUÉ DEBES HACER 23
ALIMENTOS QUE CURAN 29
CUIDADO GENITAL PARA HOMBRES Y MUJERES. 37
NO TE DESESPERES 45
LOS MIEDOS 49
DEFINICIONES 55

Introducción

El virus del papiloma humano —en adelante VPH— es una infección de transmisión sexual muy común, el 90% de las personas la tienen o la tendrán en algún momento de su vida.

Hola, mi nombre es Rosa, no soy una profesional de la salud, sólo escribí este libro para compartir mi experiencia con el VPH precáncer, el estrés, la depresión y todo lo que viene asociado con el virus del VPH. ¿Lo tienes? ¿Estás confundido? ¿No sabes qué hacer? Yo también lo estuve, pero no es el final. Si yo pude recuperar mi salud entonces tú también puedes. ¿Quieres saber cómo? Sólo sigue leyendo y encontrarás consejos que pueden ayudarte a superar, paso a paso, esta difícil etapa de tu vida. También encontrarás algunos consejos que te serán útiles en el caso de que contraigas COVID-19, ya que también padecí esta enfermedad.

Confusión

El momento más difícil de mi vida fue cuando me informaron que me había contagiado con el VPH. Dos meses después del nacimiento de mi hijo comencé a sentir dolor en mi bajo vientre y a experimentar un sangrado inusual. Hice una cita con una ginecóloga para buscar un diagnóstico y como prevención ella ordenó unas pruebas para detectar VPH, me informó que los resultados llegarían entre tres y siete días. Cuando estás en un estado de ansiedad y quieres saber qué es lo que está pasando, la espera se hace eterna. Transcurrieron tres días y no obtenía ninguna respuesta, en esos momentos yo estaba muy ansiosa, los minutos parecían horas y las horas días. Estoy convencida de que, como yo, muchas mujeres pasan por la misma situación de frustración y ansiedad por la espera. Al cabo de unos días más recibí la llamada de la ginecóloga con una funesta noticia: tenía VPH en etapa 16, mi mundo se derrumbó, y allí fue cuando entré en pánico; sobrevino la confusión, el miedo, la desesperación, la vergüenza y la culpa.

Tenía una confusión terrible ya que no sabía qué es lo que debía hacer, no estaba adecuadamente informada sobre el virus y no entendía realmente en qué consiste ese virus y qué puedes hacer.

Sentía miedo por no saber que pasaría con mi cuerpo de ese momento en adelante.

Sentía desesperación por querer solucionar el problema instantáneamente.

Sentía vergüenza ya que pensaba que era la única mujer en el mundo con VPH sin contar con que algunos ginecólogos son poco profesionales y te hacen sentir peor. Si estás en una situación como esta, con VPH, te recomiendo que vayas a tus consultas médicas acompañada de una amiga, con tu madre, tu esposo, alguien que te preste el apoyo moral que necesitas y así no te sentirás tan sola y avergonzada en esta situación.

El sentimiento de culpa creo que es el más fuerte. Yo sentía que todo era mi culpa por estar con la persona equivocada en el momento equivocado, sientes que es tu culpa lo que te está pasando y como es tu culpa mereces estar enferma. La realidad es que todos estos sentimientos en conjunto sólo son producto de tu imaginación y sólo te hacen sentir más dolor y ver más cosas en tu cuerpo que las que realmente hay. La ginecóloga me dijo que el VPH no causa síntomas y que muchas personas viven con el virus y a veces ni se dan cuenta de lo que tienen, sé que todos somos diferentes.

No obstante, creo que algo cambia en tu cuerpo, aunque sea algo insignificante, como por ejemplo el flujo vaginal, presencia de picor, ardor, sangrado inusual, incluso dolor lumbar. Desde mi punto de vista personal, no creo que un virus, sobre todo si es de alto riesgo, que

CONFUSIÓN

a veces tiene graves consecuencias en tu cuerpo, no te vaya a dar señales de su presencia. Debemos estar atentos ante cualquier cambio anormal en nuestro cuerpo y hacernos chequeos corporales de rutina regularmente.

Pero ¿y ahora qué? Esa es la pregunta que todos nos hacemos y que los médicos responden a medias, no te amplían la información, sólo te dicen que debes continuar con tus chequeos de rutina y esperar a ver qué es lo que pasará en tu cuerpo, te dejan con un rango de información muy amplio: puede devenir en un cáncer o no ser nada.

Escuchar la palabra cáncer es aterrador, yo no podía creer que esto me estaba pasando, yo que siempre fui una mujer monógama, pero mi esposo sí tuvo relaciones con otra persona y a los pocos días de eso yo comencé a experimentar un excesivo flujo vaginal, yo estaba muy asustada y allí fue cuando me enteré de lo sucedido, cuando estaba embarazada con ocho meses de gestación, fui a la sala de emergencia más cercana y allí expliqué mi situación, ordenaron hacer unos estudios de enfermedades de transmisión sexual, pero por alguna razón nadie ordenó hacer el examen de VPH, sólo recibí unos antibióticos y una inyección, cuando llegaron los resultados todo estaba bien y en esos momentos todavía no tenía asignado un doctor de maternidad ya que me había mudado desde otra ciudad. Cuando encontré un doctor le volví a explicar mi situación y él decidió que continuara con los antibióticos, pero él tampoco ordenó hacer el examen de VPH.

Yo sabía que ese virus existía, pero no estaba lo suficientemente informada de lo que era y las consecuencias que podría tener contagiarse con él, así que yo estaba más preocupada en no tener otras enfermedades de las que normalmente se escuchan o de las que la gente habla más. El VPH es una de las enfermedades de transmisión sexual de las que no se habla mucho y además no hay mucha información sobre esta, desde el punto de vista de la medicina. Así que yo estaba preocupada por clamidia, gonorrea, HIV; nada de esto salió positivo en las dos ocasiones en las que me hice los exámenes así que pensé que todo estaría bien, pensé que sólo era una contaminación por hongos o bacterias lo que estaba causando el flujo vaginal.

Cuando llegó el día de dar a luz, el doctor continuó con los antibióticos para asegurarse que mi bebé estuviera bien, todo ocurrió de manera normal y, tranquila, regresé a mi casa después de dos días. Sin embargo, aún continuaba con los síntomas de dolor de bajo vientre y espalda baja y un poco de desecho vaginal, pensé que era a consecuencia del parto, pero el tiempo fue pasando y los síntomas se fueron agravando, así que, en mi opinión, sí creo que cuando te contagias con el virus algo cambia en tu cuerpo, sólo que las personas a veces no se dan cuenta, no porque no existan cambios, sino porque no prestan la suficiente atención a sus cuerpos.

Los virus son microorganismos compuestos de material genético protegido por un envoltorio proteico que causa diversas enfermedades, introduciéndose como un parásito (si, leíste bien, un parásito) en una célula para replicarse en ella ya que estos no se replican por sí solos. Hay dos tipos de virus, el de ADN y el de ARN. El papilomavirus es del tipo de ADN, que necesita de un epitelio para su replicación y así completar su ciclo vital. Cuando el virus ya está en tu cuerpo, en tus células hay tres problemas que el virus debe resolver para poder hacer más copias de sí mismo:

CONFUSIÓN

1. ¿Cómo reproducirse dentro de la célula infectada?
2. ¿Cómo esparcirse de un hospedero a otro?
3. ¿Cómo evitar ser eliminado por las defensas del sistema inmunológico?

Si, el virus debe buscar la manera de evitar ser eliminado por tu sistema inmune. El VPH es transmitido por vía sexual, por lo tanto, es prevenible y puede ser curable, pero al no tener mucha información sobre esto vives en una gran confusión, como yo lo estaba, creo que una gran preocupación es pensar si realmente vivirás con el VPH por el resto de tu vida como te lo hacen creer, por eso es importante aclarar que cada organismo combate el virus por el que ha sido infectado. Las células del sistema inmunológico de cada persona infectada combatirán dicho virus y cuanto mejor sea el estado de tu sistema inmune mayores herramientas tendrá para combatir con anticuerpos al virus. En los siguientes capítulos aprenderás cómo reforzar tu sistema inmunológico y cómo lidiar con el virus desde el punto de vista emocional, ya que contraer el virus es devastador, no puedo hablar por los hombres, pero creo que les afecta emocionalmente también. Sé que si eres mujer y contraes el virus es desgastante porque toca cada aspecto de tu vida, la relación con tu pareja. la relación con tu familia y la relación contigo misma, la parte mental, la parte espiritual y, por supuesto, la parte física, pero no eres la única, hay miles de casos como el tuyo y el mío, por esta razón estoy compartiendo mi experiencia, deseo que sepas que no estás sola y quiero brindarte un poco de apoyo y esperanza en estos tiempos tan difíciles.

Lo que debes saber

Este capítulo es uno de los más importantes de este libro. En este momento, probablemente estás buscando información para deshacerse del VPH. Gasté toneladas de dinero y tiempo en tomar medicamentos que no necesitaba. También hubo muchas cosas que no pude encontrar. Te aconsejo que no saltes de un producto a otro indiscriminadamente tratando de curarte. Comienza con un medicamento que te parezca adecuado y dale tiempo para ver si funciona.

Sé que hay mucha gente vendiendo esperanzas y ese, precisamente, es mi propósito con este libro. Quiero ayudarte a que te ayudes a ti mismo. El mejor consejo que puedo dar para superar el VPH o cualquier enfermedad es comenzar con tu dieta. Es un hecho comprobado que tu cuerpo realmente se cura a sí mismo. Lo que introduces en tu cuerpo como alimento puede ayudar o perjudicar ese proceso. Algunos ejemplos son fumar y beber, eso, conjuntamente con la mala alimentación no aportará ninguna solución. Consumí carnes toda mi vida, así como azúcar, pero cuando tuve que elegir entre mi salud o la comida chatarra, sin dudarlo elegí mi salud. No es fácil de lograr, ya que se trata de hábitos muy arraigados, pero con el tiempo todos podemos adaptarnos a cualquier cosa. Seguí una dieta vegana durante un par de años y encontré productos con los que pude sustituir las carnes y los azúcares. Te guiaré mientras lees el capítulo nutricional.

Mi intención con este libro es profundizar sobre el VPH ya que Internet no maneja información suficiente sobre todas las posibles variantes de esta enfermedad, en mi caso ni siquiera el médico me advirtió ni aconsejó sobre mi expectativa de vida cuando me contagié con el VPH. Dado que hay muchos tipos de papilomavirus, algunos de los catalogados como de alto riesgo son conocidos como 16 y 18, pero la información disponible al público sólo menciona los que son más comunes.

Ya que esta enfermedad deviene en muchos tipos de cánceres, es la responsable del 80% de las lesiones cancerosas del cuello uterino y otros tipos de cánceres como, cáncer de ano, vulva, vagina, pene, también el cáncer de garganta y, en algunas ocasiones, hasta cáncer de cabeza. Otras complicaciones que aparecen con estos tipos de virus son las verrugas planas, que aunque nadie te habla de eso, existen y te llegan a salir en las manos, plantas de los pies y en tu garganta si es que te infectas con el virus en esa área, pero existen más de doscientos tipos de papilomavirus clasificados como de alto riesgo tal como los que ya mencioné y están también los de bajo riesgo, que son 6, 11, 30, 44 entre muchos otros, estos son los causantes de las verrugas genitales También se manifiestan en diferentes partes del cuerpo como las manos y plantas de los pies. En ocasiones, los doctores, incluso también en Internet, tal vez te digan que algunas de estas clases de virus no presentan ningún síntoma. Pero uno de los otros síntomas, que en mi experiencia personal noté, fue un dolor punzante en mi oído izquierdo, aunque este puede presentarse en cualquiera de tus oídos. Si observas este síntoma, la recomendación que te puedo dar es hervir el agua equivalente a una taza con un pedazo de jengibre fresco durante cinco minutos, déjalo enfriar y coloca unas gotas en tus oídos. Otra cosa que puedes usar son toallas calientes, esto calmará el dolor. Un síntoma que suele presentarse es la garganta seca y rasposa, no obstante, una vez que se han manifestado estos síntomas es muy probable que se haya extendido a tu boca y garganta. Hay muchos tipos de aceites que enumeraré en el capítulo de los suplementos (alimentos que curan) para ayudarte a superar la enfermedad. Otro consejo que puedo ofrecerte para mejorar los síntomas de tu garganta es detener el sexo oral, justo hasta que desaparezcan los síntomas del VPH, especialmente si tu garganta todavía está normal. Otra información que obtuve es que transcurren muchos años hasta que el cáncer se desarrolla a partir del VPH, en mi experiencia desarrollé precáncer hace aproximadamente un año.

Un síntoma que yo comencé a experimentar también fue dolor en mi pierna derecha. A veces, cuando tienes cáncer o precáncer en algunos de tus órganos, otros reaccionan. Con VPH de alto riesgo otras condiciones que puedes desarrollar son las lesiones epiteliales, estas son células anormales que se forman en la superficie de ciertos órganos, tales como la cérvix, vagina, vulva y ano. Yo comencé con NIC1 (neoplasia intraepitelial cervical en etapa 1) en mi cérvix, que rápidamente se convirtió en NIC2 y luego en NIC3 al cabo de tres meses. En mi caso, yo sufrí de esta condición en mi vagina, yo no sabía que podía desarrollar esta dolencia y nadie me dijo que existía hasta que comencé a sentir un leve dolor punzante justo en los labios menores vaginales. Cuando observé me di cuenta que mi piel estaba cambiando, unas partes de mi piel estaban de color muy rojo y con el paso de los días fueron poniéndose moradas y se trasformaron hasta el color blanco. En este punto la piel de esa zona lucía muy blanca, parecía que tenía escamas de pescado, hay dos maneras de tratar esta condición desde el punto de vista de la medicina: si ya es una lesión muy avanzada, como la que yo tenía, tu ginecólogo puede removerla con láser o pueden usar una técnica llamada crioterapia la cual básicamente consiste en congelar tus células ya dañadas para que no se conviertan en un cáncer. Todos estos cambios se pueden prevenir ya que son tus células que se van dañando y se van transformando y pueden convertirse en un cáncer, como ya mencioné.

En el capítulo del cuidado genital para hombres y mujeres encontrarás la información para prevenir o evitar que regrese la lesión. Debes saber que cuando padeces del VPH aumenta hasta en un 50% el riesgo de contraer otras enfermedades de trasmisión sexual, como el VIH, clamidia, gonorrea, entre muchas otras. Algunas de estas enfermedades no pueden prevenirse usando sólo preservativos o condones ya que son altamente contagiosas como lo es el VPH que se trasmite sólo con el contacto genital, por eso es importante reducir el número de parejas sexuales o, como medida más definitiva, la abstinencia, que es la manera más eficaz de prevenir y de no propagar las enfermedades de transmisión sexual.

Como ya mencioné anteriormente, contraje el VPH estando embarazada y una de mis grandes preocupaciones era saber si mi hijo podría haberse contagiado con el virus. También me preocupé por saber qué pasaría si lo tenía y qué consecuencias podrían acarrearse, así que programé una cita con una pediatra, ella me explicó que había un alto riesgo de que mi bebé podría tener una condición llamada PRR, por haber sido un parto vaginal y por haber amamantado a mi hijo durante tres meses, puesto que de esta forma se transmite el virus de madre a hijo. El PRR son las siglas de una enfermedad llamada papilomatosis respiratoria recurrente o papilomatosis laríngea, son tumores llamados papilomas que crecen en las vías respiratorias que van desde la nariz y la boca hasta los pulmones (el llamado tracto respiratorio). Aunque los tumores pueden crecer en cualquier parte del tracto respiratorio, lo más común es que se desarrollen en la laringe, lo que se denomina papilomatosis laríngea. Los papilomas pueden variar de tamaño y crecer muy rápidamente; a menudo vuelven a crecer después de haber sido extirpados. Esta es una seria condición que puede causar serios problemas de salud en los niños, incluso en los adultos puede causar cambios en la voz o una voz áspera o ronca cuando los papilomas de PRR interfieren con las vibraciones normales de las cuerdas vocales, eventualmente los tumores PRR pueden bloquear el paso del aire en las vías respiratorias y causar dificultad para respirar. Los síntomas de PRR tienden a ser más severos en los niños ya que estos pueden presentar dificultades para respirar al dormir o pueden tener dificultades para tragar y otras condiciones como asma o bronquitis crónica y en algunos casos la severidad del caso puede llevar a la muerte.

Se dice que, por lo regular, los virus que causan esta condición son los de bajo riesgo y en muy raras ocasiones los de alto riesgo. Por mi experiencia personal puedo afirmar que los virus de alto riesgo también causan este cuadro clínico, generando verrugas planas y tumores en tu garganta, en hombres, mujeres y niños con VPH.

Qué debes hacer

Si estás listo para combatir el virus debes comenzar aquí.

Un buen consejo que te puedo dar antes de comenzar: no te obsesiones haciendo las cosas, no porque ingieras grandes cantidades de vegetales, frutas o suplementos de una vez vas a deshacerte de la enfermedad. El virus, como ya mencioné anteriormente, comienza a combatirse con los cambios de alimentación, pero debes hacerlo con moderación, constancia y con mucha paciencia.

Lo primero que debes hacer es comenzar a desintoxicar tu cuerpo, la desintoxicación es, de hecho, la parte más importante del proceso porque eliminaremos las toxinas que, en la mayoría de los casos, alteran la salud y debilitan tu sistema inmunológico y con un sistema inmunológico debilitado será imposible deshacerte del virus.

¿Cómo desintoxicar tu cuerpo? Hay muchas maneras de hacerlo, puedes utilizar hierbas en forma de té como el diente de león, esta planta te ayuda a eliminar líquidos retenidos y a depurar la sangre, luchando contra las bacterias, además de ser rico en vitamina A, ácido fólico y fibra.

El trébol rojo ayuda a eliminar toxinas de tu organismo, también estimula la producción de bilis ayudando a mejorar la digestión, puedes alternar entre los tés y el vinagre de manzana ya que este también es un buen desintoxicante y es rico en vitaminas A y B. El modo en que lo puedes preparar es agregar en un vaso de agua una cucharada de vinagre de manzana, al igual que los tés. Este lo debes tomar en las mañanas, por lo menos durante quince días en este periodo de tiempo en el que estás desintoxicando tu cuerpo. Deberás comenzar a cambiar tu estilo de alimentación, no pienses que porque comienzas a hacer una dieta estricta sufrirás de hambre, hay diferentes maneras de mantenerte saludable, combatir el virus y al mismo tiempo no tener hambre, pero debes cambiar tu forma de alimentarte paso a paso, no puedes hacerlo de un día para otro porque tu cuerpo quedaría expuesto a un *shock* y comenzarías a sentir mareos, cansancio y dolores de cabeza. Es importante que cuando hayas cambiado tu dieta te mantengas firme. Será difícil al principio, pero no es imposible, siendo constante obtendrás resultados en un corto periodo de tiempo. Debes comenzar eliminando las carnes rojas, carnes blancas (pescados), También elimina las pastas, el arroz (integral y blanco), pan, papas, almidón de maíz, tortillas, cereales, galletas, frituras, etc., todos estos alimentos se convierten en azúcar en tu cuerpo algunos minutos después de haberlos ingerido. Elimina también toda clase de bebidas como los jugos con colorantes artificiales, sodas y bebidas energizantes, estos productos contienen grandes cantidades de azúcar refinada que es una de las cosas más importantes que tienes que suprimir de tu dieta ya que esta es muy dañina para tu salud y a la vez fortalece al papilomavirus manteniéndose en tu organismo por un periodo de tiempo indefinido. No debes consumir ningún producto enlatado, ya que contienen un peligroso químico llamado bisfenol A, que es realmente nocivo para tu salud.

Debes dejar de consumir leche y todos los productos derivados de la leche, como el queso, yogur, helados, entre otros, la leche contiene bacterias dañinas que provocan inflamación en tus órganos y, con el tiempo, estarás propenso a sufrir de osteoporosis múltiple y alergias. También es altamente recomendable eliminar todos los derivados de la soya ya que, a largo plazo, pueden causar diferentes cánceres como el de seno y de útero, entre otras enfermedades.

Debes eliminar también los aceites de canola y de maíz ya que son nocivos para tu salud. En el capítulo dedicado a los alimentos que curan encontrarás una gran variedad de aceites naturales para cocinar que son muy saludables.

Debes enfocarte, en lo posible, en vivir una vida sin estrés, esto es muy importante. Yo sé que a veces es muy difícil, casi imposible, yo estuve en esta situación, no obstante, debes mantenerte fuerte, no sufrir de estrés es importante para poder seguir luchando contra el VPH. El estrés es un mal aliado que, con el tiempo, se vuelve un enemigo poderoso ya que puede empeorar tu salud debilitando tu sistema inmunológico. Si el estrés se mantiene presente vas a estar acompañado por el VPH por más tiempo.

Debes cultivar el hábito de dormir y descansar bien ya que siempre que duermes tu cuerpo libera hormonas que ayudan a combatir las enfermedades. Estas hormonas llamadas melanina y serotonina también ayudan a contrarrestar los efectos de la hormona del estrés. La sugerencia es dormir, por lo menos, ocho horas diarias.

Estar en una situación como esta requiere de una alta dosis de paciencia, Tener el papilomavirus es desesperante, sólo quieres solucionar ese problema rápidamente, quieres encontrar todas las cosas que te puedan ayudar en el momento preciso, pero desafortunadamente no es así, se requiere una gran paciencia para seguir luchando de manera correcta, la impaciencia te hace hacer cosas equivocadas y cometer muchos errores que te llevan por un camino más largo.

Otra cosa que debes hacer es vigilar y controlar tu pH. Tener un pH equilibrado es fundamental para poder deshacerte del virus y otras enfermedades por eso debes mantener un pH por encima de 7, es decir, en un nivel alcalino. Un pH alcalino es la mejor garantía de salud, las células del cuerpo necesitan un pH ligeramente alcalino —entre 7 y 7,4— para funcionar adecuadamente porque un organismo con un pH ácido es un caldo de cultivo para muchas enfermedades. Las causas de un pH en desequilibrio y un cuerpo ácido son una dieta desequilibrada y una mala nutrición.

El calentar la comida en el microondas es muy perjudicial para tu salud, así como también los malos hábitos como fumar y tomar alcohol, el estrés, la falta de ejercicio, el consumo de productos con alto contenido de azúcar y productos altamente refinados y procesados como la sal de mesa, y los alimentos que llevan añadidos estos productos refinados como los cacahuates, pistachos, café, etc.

Una excelente recomendación para mantener tu cuerpo alcalinizado más rápidamente es tomar agua con limón, es deseable tomar el agua tibia por las mañanas con un limón, dado que esta es la fruta más alcalinizante del planeta, además de que es rico en vitamina C y también ayuda a combatir el cáncer, así como es un buen aliado en la belleza de la piel porque ayuda a detener la aparición de las arrugas. El método para medir tu pH: basta con poner un recipiente con la segunda orina de la mañana —la primera es muy ácida— y sumerge en ella una punta del indicador de pH. Estos indicadores los encuentras en cualquier farmacia. Ahora que ya sabes que hacer, pasemos a la mejor parte, ¡a los alimentos que curan!

Alimentos que curan

El VPH es un virus resistente, pero si no lo combates se quedará en tu cuerpo y producirá estragos que pueden ser irreversibles en algunas ocasiones, por eso es importante que consumas los alimentos que curan. Todo comienza con tu estilo de alimentación, así que empecemos, yo sé que a veces es difícil encontrar todos los suplementos, pero puedo ayudarte.

Las frutas y verduras son muy fáciles de conseguir y es muy importante que las incorpores en tu nuevo estilo de vida. Básicamente, llevarás una dieta basada en frutos secos, verduras y frutas frescas. También puedes incorporar las harinas saludables como son la harina de espelta y la semolina, puedes encontrar una gran variedad de productos derivados de espelta y semolina como son el pan y las pastas e incluso, puedes hacer tus propias recetas con estas materias primas como panquecas, tortillas y muchas otras cosas. Estas recetas las encontrarás en el libro Recetas para Combatir el VPH.

Otros suplementos que ayudan mucho también son los aceites naturales, los puedes consumir incorporándolos en el té y algunos otros que puedes utilizar para cocinar. El aceite de orégano es un poderoso antiviral, antibacterial y antihongos, puedes poner tres gotas de aceite de orégano en una taza de té de este mismo. El té de orégano es muy fácil de conseguir ya que está disponible en casi todos los supermercados.

    El aceite de árbol del té es excelente para combatir las bacterias. El aceite de almendras es una rica fuente de vitamina E. El aceite de comino negro (*black seed oil*) es un poderoso antiinflamatorio y antibacterial, es calmante muscular y antioxidante, entre muchos otros beneficios. El aceite de anís estrellado se usa para curar cólicos menstruales, además que es antiséptico y antioxidante. Los aceites ideales para cocinar y que aportan gran variedad de vitaminas y ayudan a reforzar tu sistema inmunológico son: el aceite de aguacate ya que es rico en omega 3, vitaminas y contiene una gran cantidad de antioxidantes, es excelente para cocinar, así como el aceite de semilla de uva que es rico en vitaminas C y K y tiene una gran cantidad de vitamina E, ayuda contra las inflamaciones y refuerza tu sistema inmunológico. El aceite de coco es natural y es un excelente aliado para combatir el virus ya que ayuda a desinflamar los órganos, es rico en vitamina E, además de ayudar a combatir el hongo llamado *Candida albicans*.

    La vitamina B12, la vitamina D, al igual que la vitamina E, las puedes encontrar en forma de pastillas, pero a su vez también las puedes obtener consumiendo frutas y verduras. Los suplementos como pastillas de jengibre, aceite de onagra (*primrose seed oil*), aceite de linaza (*flax seed oil*), zinc, espirulina, magnesio, son excelentes opciones.

Las frutas rojas son magníficas porque son ricas en vitaminas y antioxidantes, entre ellas están las fresas, las granadas, moras, cerezas, arándanos, ciruelas, uvas, el arándano rojo (*lingonberry*), sandía y otras. Hay frutas cuyo consumo es también muy importante por su alto contenido en vitaminas como la papaya, naranjas, piña, toronjas, bananas, peras, duraznos, kiwi, higos, mandarinas, manzanas, melón, pitahaya (fruto del dragón), lichi (fruto de origen chino), caqui o palosanto, mangos, guayaba, mangostán. Una fruta que nunca debe faltar en tu dieta es la guanábana, también conocida como graviola, esta fruta tiene grandes beneficios para la salud porque es hidratante, rica en vitaminas y minerales, disminuye la tensión arterial gracias a su alto contenido en potasio. Alivia la anemia porque tiene un alto contenido de hierro, es un buen aliado contra la osteoporosis, es rica en calcio y fósforo, tiene un elevado poder antioxidante gracias a su gran contenido de vitamina C que nos ayuda contra la oxidación de las células. El extracto de guanábana reduce el avance de los tumores en el cáncer. Este maravilloso alimento lo puedes encontrar en forma de fruta, té o en polvo para hacer batidos y cápsulas naturales, sólo debes tener cuidado con las semillas, si vas a consumir la guanábana en su forma de fruta tienes que retirar todas las semillas porque estas pueden ser tóxicas. Otras frutas ricas en vitaminas son el durian, la yaca (*jackfruit*), el aguacate y el tamarindo. La baya de sauco negro (*elderberry*) es otra importante fruta que debes consumir porque es rica en antioxidantes y vitaminas que ayudan a fortalecer tu sistema inmunológico, ayuda con procesos de inflamación, con el estrés y con los síntomas del resfriado, además de proteger tu corazón y de ser un potente anticancerígeno. Debes consumir también una gran cantidad de clorofila diariamente para fortalecer tu sistema inmunológico, además la clorofila elimina los hongos en tu cuerpo, desintoxica tu sangre, limpia tus intestinos, previene el cáncer y proporciona energía y a la vez alcaliniza tu cuerpo y balancea tu pH convirtiéndose así en un medio menos propicio para desarrollar virus y bacterias que causan diferentes enfermedades. La clorofila la puedes encontrar en vegetales de hoja verde como lo son: las acelgas, espinacas, lechuga romana, endivias, achicoria, okra, nopales, apio, pimiento morrón, cilantro, perejil, tomatillo verde, sábila, chile verde jalapeño, calabaza mexicana, brócoli, melón amargo (*bitter melon*), coles de bruselas, espárragos, rúcula, pepino, zuquini. La col rizada o kale se encuentra entre los alimentos más densos en nutrientes del planeta, tiene una gran cantidad de clorofila, funciona como antiinflamatorio, aporta antioxidantes, calcio, y potasio, es rica en vitaminas A, C, E y K, la puedes preparar en ensaladas o en batidos con una fruta de tu preferencia.

Otros elementos vegetales que ayudan mucho con tu sistema inmunológico son las hierbas consumidas en infusiones o como té. Una poderosa planta llamada *Gynostema pentaphyllum* o jiaogulan, tomada como infusión, te ayuda a combatir el VPH. Combate toda clase de virus, además que ayuda para combatir el asma, las migrañas y la bronquitis crónica; protege las células contra la oxidación, y es un poderoso antioxidante. El té de orégano al igual que el aceite de orégano es antiviral, antihongos y antibacterial, si combinas el té con tres gotas de aceite es doblemente efectivo. El té de damiana (o té de México) te ayuda a combatir el virus y a limpiar tu aparato reproductor y si ya sufres de una displasia cervical es importante que lo comiences a consumir. El té verde te ayuda a reforzar tu sistema inmunológico y ayuda a combatir el cáncer, este té es un poderoso antioxidante que ayuda con la regeneración de las células. El té de anís estrellado te ayuda a regular tu periodo menstrual y es antiespasmódico. Puedes combinar el té con unas gotas del aceite esencial obtenido de esta planta. El té de mangostán es maravilloso por su gran cantidad de propiedades, ayuda a reforzar tu sistema inmunológico, es antioxidante, controla el azúcar en la sangre, además, ayuda con infecciones del tracto urinario y es utilizado para tratar la gonorrea, infecciones por hongos en la boca, tuberculosis y periodos menstruales irregulares. El té de ortiga es rico en vitaminas A, C y K, además de su poder para desintoxicar, es expectorante y antialérgico. El té de romero es un excelente antibiótico natural, antiinflamatorio, además que ayuda con el estrés y para las mujeres que ya están en la menopausia, o premenopausia, ayuda a calmar los síntomas. El té de caléndula u otros productos de caléndula, como el aceite, o los ungüentos de caléndula funcionan como antihongos, regula tus periodos menstruales, es antiséptico, ayuda con quemaduras y golpes, también ayuda a combatir la dermatitis y hasta para reducir la fiebre la puedes consumir de diferentes maneras, incluso puedes comer sus pétalos en ensaladas o utilizarla como enema, si estás contagiado con el VPH en esa área será de gran ayuda para reducir verrugas genitales y también ayuda con las hemorroides. El té de diente de león ayuda a combatir infecciones virales, ayuda con la retención de líquidos y a su vez desintoxica la sangre. El té de jengibre es bueno para combatir todo tipo de virus, combinado con el limón aporta muchos beneficios para tu salud, además que estimula tu metabolismo para que sea más fácil la pérdida de peso. El té de equinácia estimula tu sistema inmunológico, alivia dolores de garganta y es eficaz contra la gripe. Otra hierba que la puedes consumir en forma de té y ayuda mucho a eliminar el VPH es la uña de gato, ya que es un potente antioxidante, antiinflamatorio, fortalece el sistema inmunológico y ayuda a combatir el herpes genital.

Recuerda que no puedes utilizar azúcar refinada de ninguna clase para endulzar el té, pero la puedes reemplazar con el sirope de agave ya que es un potente endulzante, este es extraído de una planta parecida a un cactus, pero que realmente es de la familia de la zábila y es 100% natural, además tiene propiedades antiinflamatorias, antibacterianas y refuerza tu sistema inmunológico y es ideal para personas diabéticas, ya que ayuda a regular el azúcar en la sangre. Otro endulzante natural que puedes usar es la miel de abeja, pero esta tiene que ser miel virgen o miel natural. Otro poderoso aliado para luchar contra el virus es el ajo negro ya que es antiviral, antimicrobiano, mejora tu sistema inmunológico, previene migrañas y ayuda a combatir algunos tipos de cánceres, lo puedes consumir en forma natural o en forma de cápsulas.

Es importante consumir alimentos ricos en proteínas, no obstante, deben ser alimentos que aporten proteínas de origen vegetal ya que no puedes consumir proteína de origen animal. Puedes encontrar la proteína en el amaranto ya que es un superalimento que contiene, hierro, fósforo, vitaminas, A, B, C y D entre muchas otras. Los garbanzos son fuente de proteína vegetal, disminuye el colesterol, tiene un alto contenido en fibras, contiene omega 6, antioxidantes como el zinc y el selenio, aportando a la mejora de la piel y la digestión.

La quinoa es otro alimento rico en proteínas, tiene hasta un 23% más de proteína que muchos otros alimentos. Consumir quinoa ayuda a prevenir el cáncer de colon y otras enfermedades ya que tiene una gran cantidad de vitaminas, fósforo, omega 6, antioxidantes y es deliciosa. Consumir lentejas regularmente te aportará una buena cantidad de proteína y fibra, además que ayudan a prevenir la anemia por su gran cantidad de hierro. El arroz silvestre es una fuente de alimento maravillosamente equilibrada, que proporciona una mezcla saludable de proteínas y fibra, contiene elementos antioxidantes y desempeña un papel en el mantenimiento de la salud de tus células.

La leche de coco tiene proteínas, es antiinflamatoria, previene la anemia, úlceras y azúcar en la sangre. Las semillas de chía tienen una alta proporción de proteínas, ayudan a controlar el hambre, son una gran fuente de omega 3. Las semillas de linaza son ricas en proteínas, fibras, vitaminas, previenen ciertos tipos de cáncer y ayudan a disminuir el estrés.

Consumir todos estos alimentos y suplementos naturales te ayudarán a mantener tu sistema inmunológico fortalecido y así tu cuerpo no estará estancado con el VPH.

Cuidado genital para hombres y mujeres

Es importante mencionar el cuidado genital en hombres ya que no se habla mucho de VPH en lo que respecta al sexo masculino. La generalidad de las veces, los hombres son portadores del virus y si no se dan cuenta que lo tienen existe la posibilidad de que, con el tiempo, lleguen a desarrollar cáncer de pene, de garganta, así como cáncer de ano, especialmente si eres un amigo de la comunidad LGBT. Debes cuidar muy bien tu área genital y hacer lo posible para detener el virus, todos los remedios naturales indicados aquí los pueden hacer tanto hombres como mujeres, porque en mujeres puede prevenir una displasia cervical o lesiones epiteliales en el área genital y si tienes un VPH de bajo riesgo sufrirás de verrugas genitales así que, de esta manera, controlaremos su crecimiento y eliminaremos las que ya existen. ¿Cómo haremos esto? Con hierbas y aceites naturales.

Modo de preparar el primer remedio:

Ingredientes:

- 6 dientes de ajo (cantidad estimada promedio)
- Aceite de árbol del té

Preparación:

La cantidad de ajo dependerá de qué tan extensa sea el área afectada, puedes agregar o quitar. Se debe majar muy bien el ajo hasta formar una pasta, poner quince gotas de aceite de árbol del té y mezclar bien ambos ingredientes. Luego debes untar esa pasta en la zona afectada y cubrirla con una bandita. Es recomendable untar vaselina alrededor del área donde aplicaste la pasta de ajo y aceite, así esa mezcla no tocará la zona que no está afectada por las verrugas. Debemos recordar que el ajo es muy fuerte y puede quemarte la piel si no tienes cuidado. Si la aplicas todos los días, las verrugas se van a ir quemando poco a poco. Debes aplicar la pasta y dejarla toda la noche, luego en la mañana siguiente la retiras con suficiente agua. Para lograr una mejor efectividad, puedes retirar la pasta de ajo con té de romero, esta planta contiene elementos que funcionan como un poderoso antibiótico natural y lo puedes encontrar seco o fresco en cualquier supermercado. Para la preparación del té de romero necesitarás 114 g (4 onzas) de romero por un litro de agua, hervir por diez minutos, retirar del fuego y dejar enfriar a temperatura ambiente. Con esta preparación puedes lavar muy bien tu área genital.

Lavados genitales

Es importante que los lavados genitales no se realicen diariamente ya que, aunque sólo vamos a utilizar productos naturales, estos también pueden cambiar el pH de tu zona genital de alcalino a ácido y lo que queremos es mantener un pH alcalino ya que así será más fácil combatir el virus, pero recuerda que todo en exceso puede ser contraproducente. Es importante que, para cualquier lavado que realices con las plantas sugeridas aquí, retires todo el exceso de la planta hasta que quede sólo el líquido para realizar los lavados. Esto puedes hacerlo fácilmente con un colador o con un tamiz de tela.

Lavados vaginales con árnica

Esta es una planta muy fácil de conseguir, el lavado de árnica es muy eficiente porque puede acabar con molestias como el prurito o el ardor. Por sus propiedades antisépticas el árnica es un cicatrizante muy efectivo para heridas abiertas. Si tienes una displasia cervical la aplicación de árnica es muy recomendable porque así evitarás la aparición de nuevas infecciones y a la vez te ayudará a regenerar las células de tu cérvix.

Lavados vaginales con caléndula

La caléndula es otra planta cuyos componentes tienen grandes propiedades antibióticas que puedes utilizar para los lavados. Su uso puede prevenir y ayudar a la curación ya que es antibacterial. Se deben realizar los lavados genitales con dos cucharadas de caléndula por cada litro de agua, Podrías también intercambiar entre lavados vaginales de una planta u otra cada tercer día.

Lavados con poleo

El poleo es una planta cuyas propiedades sirven como antihongos, antibacterial y antiinflamatoria. Debes utilizar 30 g de poleo por cada litro de agua, poner al fuego y dejar hervir por lo menos diez minutos y luego dejar reposar por treinta minutos o hasta que esté a temperatura ambiente.

Lavados con brezo

El brezo es otra poderosa planta con muchas propiedades naturales antisépticas y sedantes que, además de ayudar con el virus de VPH, también ayuda a combatir infecciones urinarias y como tiene propiedades sedantes favorecerá la mitigación del dolor en tu área genital. Se deben hervir durante cinco minutos dos cucharadas de hojas de brezo en medio litro de agua, cuando esté a temperatura ambiente retirar el exceso de la planta y realizar el lavado vaginal con el líquido restante. (Esta infusión no se debe ingerir).

Lavados con hamamelis

El hamamelis es una planta con propiedades antiinflamatorias muy destacadas, ayuda a tratar la circulación y las hemorroides y es ideal si sufres de una lesión epitelial o bien para prevenirla. Debes agregar tres cucharadas por cada litro de agua y hervir durante diez minutos, cuando haya reposado el agua y esté a temperatura ambiente, retirar el exceso y realizar el lavado.

Lavados con manzanilla

Otra planta que puedes utilizar para hacer lavados vaginales es la manzanilla ya que posee propiedades calmantes y antimicrobianas y puede ser utilizada como té o ducha vaginal. Debes agregar cuatro cucharadas de manzanilla por medio litro de agua y hervir durante cinco minutos. La aplicación es similar a las anteriores.

Lavados con malva

La malva es una planta medicinal que posee propiedades antisépticas, antiinflamatorias y antifúngicas. Se deben agregar tres cucharadas de malva por cada litro de agua, hervir por diez minutos y agregar también cinco gotas de aceite de árbol del té, luego que enfríe usar como lavado vaginal.

Óvulos de productos naturales

Otro producto que puedes utilizar son los óvulos vaginales fabricados con productos naturales. Estos óvulos los pueden usar también los hombres, en su área rectal o simplemente aplicar en el pene y toda la zona genital. Los óvulos, en conjunto con los lavados vaginales, son efectivos para eliminar el virus en las áreas genitales y así evitar otras complicaciones.

Óvulos de sábila

La sábila es un buen aliado para las defensas ya que ayuda a eliminar las células muertas, es cicatrizante y un potente antiinflamatorio natural. Sus propiedades antioxidantes son perfectas para disminuir la inflamación y es rica en vitaminas y minerales. Modo de preparación: cortar la sábila eliminando muy bien toda la piel de la corteza hasta que sólo quede la parte interior que es semitransparente, lavar muy bien con agua fría y conservar en la nevera. Los cristales de sábila cortados en forma de pequeños trozos los puedes utilizar durante toda la noche y asegurarte de expulsarlos a la mañana siguiente.

Óvulos con aceite de coco

Los óvulos con aceite de coco tienen vitaminas E y K, una combinación de ingredientes ideales que humectan los tejidos de la piel y fortalecen la regeneración celular. Esto a su vez eleva tu sistema inmunológico. Debes preparar 227 g (8 onzas) de aceite de coco combinado con diez gotas de aceite de árbol del té ya que este aceite es antibacteriano y antihongos. Es importante saber que nunca debes ingerir el aceite de árbol del té porque es nocivo para la salud si se utiliza por vía oral. Es importante también usar la dosis correcta para los lavados vaginales, no se debe poner demasiado aceite ya que puede provocar irritación, resequedad o enrojecimiento de la piel. Se debe mezclar muy bien el aceite de coco con el aceite de árbol del té, colocarlo en un refractario limpio, cubrirlo y ponerlo en la nevera por lo menos durante tres horas. Se debe usar como óvulos de aplicación diaria.

Óvulos de romero

Otra planta que puedes usar para hacer óvulos es el romero. Es preferible que uses el romero fresco, así aprovechas todas sus propiedades ya que son muchas, es un poderoso antiespasmódico, antibacterial y antiséptico, entre otras muchas propiedades. Para su preparación debes poner 227 g (8 onzas) de romero en un refractario de vidrio y cubrirlo con aceite de almendras. Este aceite es antiinflamatorio y rico en vitamina E, lo debes dejar reposar por lo menos un mes en un lugar oscuro. Al cabo de ese tiempo debes ponerlo en la nevera y usarlo como óvulos o simplemente frotar en las áreas afectadas.

Óvulos de ajo y aceite de coco

También puedes utilizar el ajo ya que es un antibiótico natural y antifúngico, por lo que es ideal para combatir el VPH y muchas otras clases de enfermedades virales. Tiene un elevado poder antioxidante y es rico en vitaminas C y B6, en su composición también están presentes minerales saludables como el calcio y el manganeso. Para preparar los óvulos debes utilizar unos dientes de ajo y aceite de coco orgánico (100 % natural) con unas gotas de aceite esencial de árbol del té. Corta los ajos o muélelos hasta formar una pasta, colócala en un recipiente y cúbrela con una cucharada de aceite de coco, una cucharada de aceite de árbol del té y una cucharada de aceite de semillas de uva. Deja reposar en la nevera esa preparación durante una semana. Al cabo de ese tiempo puedes usarlo aplicándolo como óvulos diarios. También puedes utilizar el ajo natural como óvulo vaginal, sólo retira la piel del ajo, cúbrelo con una gasa y átalo a un hilo para asegurar que no se quede dentro de la vagina.

Todas las aplicaciones de óvulos vaginales es preferible realizarlas por la noche, así estos actuarán durante el periodo del sueño. Los lavados vaginales pueden hacerse a cualquier hora del día, pero es recomendable que los hagas también antes de ir a dormir, para que después del lavado vaginal puedas utilizar los óvulos y así obtendrás mejores resultados. Es importante recordar que cuando prepares óvulos o lavados vaginales trates de usar productos orgánicos y esterilizar todos los recipientes que vayas a utilizar y hacerlo moderadamente y con precaución ya que el área genital es una zona delicada. El cuidado genital es de vital importancia para evitar la aparición de infecciones y eliminar el VPH.

No te desesperes

Sentir que ya no tienes esperanza para salir de este problema de salud como es el VPH puede causar una crisis depresiva, y cuando estás sumergido en la depresión lo único que te puede sacar de ese callejón sin salida es la esperanza, pero es tan difícil tener esperanza en esa situación.

A veces sientes que se te acaban las fuerzas y sólo quieres detener todo, volver a tu vida normal y olvidarte que tienes el virus. Es realmente extenuante estar asistiendo a las citas ginecológicas; hacer estrictas dietas; vivir con el temor de lo que va pasar en los siguientes meses; sentir que a nadie le importa, ya que todos siguen con el curso normal de sus vidas, pero nadie realmente se detiene a preguntarte qué es lo que realmente sientes o necesitas; nadie intenta entenderte.

En mi situación personal llegué a estar con una severa depresión, hasta el día de hoy estoy luchando para llegar a tener una vida normal otra vez. El hecho de vivir todo este trance y terminar con un cáncer fue realmente traumático y deprimente para mí. Pasaba días en cama con fiebres altas, sólo quería desaparecer. Lloraba noches enteras sintiéndome absolutamente miserable, impotente, culpable y vacía. Influyó mucho el hecho que todo esto pasó en el periodo de mi embarazo y al dar a luz creo que ya me sentía deprimida. Vivir todo esto fue equiparable a vivir una pesadilla, me sentí tan cansada, no podía concentrarme en nada, no podía dormir, perdí el apetito, llegué a pesar solamente 45 kg (98 libras), estaba realmente mal, tenía una gran falta de autoestima, sentía que no era nadie, por lo que terminé tomando antidepresivos y consultando a un psicólogo. Por suerte, pude encontrar un sitio *web* llamado Better Help que no era tan costoso. Si no tienes un seguro médico, los costos por tratamientos pueden ser realmente elevados.

Cada país es diferente, pero creo que en todos puedes ubicar recursos que pueden ayudarte. Si estás sintiendo algunos de los síntomas o emociones descritos en este libro, te recomiendo que luches para no llegar a los extremos porque luego será más difícil recuperar tu salud, tanto corporal como mental. Si eres mujer y estás deprimida y experimentando esos sentimientos de vacío y falta de autoestima, te recomiendo que hagas algo por ti cada día; como arreglar tu cabello o maquillarte, incluso si sólo estás en casa; caminar o hacer alguna actividad al aire libre por lo menos durante 30 minutos. Te sugiero que hagas esto para ti misma, por tu salud mental. Escribir es también una excelente terapia, escribe todo lo que sientes.

Aquí te enseño un ejercicio de psicoterapia para ayudarte a descubrir nuevas formas de pensar, de comportarte y buscar maneras de cómo cambiar los hábitos que contribuyen a que la depresión empeore. Haz una tabla en un cuaderno y anota en ella algunas de tus cualidades, esas que te hacen única, lo que te gusta sobre tu apariencia; por ejemplo, si te gusta tu cabello trata de mantenerlo arreglado, escribe lo que sea que te guste más de tu apariencia y trata de mantener estas cualidades en tu mente.

Te sugiero también hacer tareas que antes hacías, incluso si es algo pequeño, como verificar el correo, doblar la ropa, cualquier cosa; esto te ayudará a no sentirte inútil.

Ejercicio de respiración

También te ofrezco un ejercicio de relajación que te sugiero hacer, es excelente para relajarte y poder dormir, te proporcionará claridad mental y te llevará a un estado de paz interior. Encuentra un lugar tranquilo, siéntate en una posición cómoda, con los ojos cerrados. Vas a realizar una respiración consciente, asegúrate de inhalar por la nariz y exhalar por la boca. Disminuye el ritmo de tu respiración, contando lentamente mientras inhalas y exhalas y realizando este proceso de una forma suave y relajada. Intenta contener la respiración durante uno o dos segundos, luego exhala lentamente por la boca. Te sugiero hacer esto por lo menos durante cinco minutos, dos veces al día. Puedes empezar cuando no estés ansiosa o estresada, con la práctica estos simples ejercicios te ayudarán a tener autocontrol de tus emociones.

Una buena recomendación que puedo darte es tomar limonada. Esta tiene glucosa, en términos simples, la glucosa es combustible para el cerebro. Los actos de autocontrol reducen los niveles de glucosa en la sangre. La fuerza de voluntad se puede restaurar elevando el nivel de buena azúcar en la sangre, así que bebe un vaso de limonada endulzada con agave para fortalecer tu capacidad de mantenerte en control, ya que el poder que puedas tener sobre tus emociones te ayudará a desarrollar tu fuerza interior y este poder te guía a través de las situaciones más duras de tu vida, resistiendo la adversidad y poder así salir fortalecida de las circunstancias más complicadas. Es importante tener el apoyo de las demás personas, pero lo más importante es que encuentres tu propia fuerza interior para seguir adelante y no rendirte. El no rendirte dependerá sólo de ti, así que comienza a perdonarte a ti misma, aprende a relajarte, a ver o leer algo motivador y recuérdate cada día que eres una persona valiosa.

Los miedos

Ha sido un gran desafío para mí escribir este libro, pero a la vez ha sido una forma de tratar de sanar interiormente. He dejado un poco mis miedos, la frustración y la tristeza. Derramé algunas lágrimas escribiendo, pero creo que al final valió el esfuerzo porque me siento más liberada de esas emociones. Ha sido una jornada larga y traumática, no lo he superado del todo ya que, en alguna parte de mí, aún existe un poco de trauma que me hace sentir inseguridad y miedo, es el tipo de miedo que no me permite confiar en nadie.

Tener VPH o precáncer —especialmente la palabra cáncer— te hace sentir cerca de la muerte y te hace ver la vida desde otra perspectiva, ese sentimiento es traumatizante, sin contar que cuando yo pasaba por esos difíciles momentos apareció el COVID-19.

Contraje el papilomavirus y la neumonía al mismo tiempo, fueron esos días en los que me preguntaba ¿por qué a mí? y culpaba a Dios por todo. Pero creo que al final Dios tiene un propósito para todos porque, a pesar de todas las dificultades, aún sigo aquí.

Cuando salí positiva del COVID-19 comencé a hacer todo lo que ya hacía anteriormente, pero por duplicado. Ahora tomaba un batido nueve veces al día, encontré una poderosa planta llamada eucalipto con la cual me preparaba un magnífico té, que se usa para combatir los problemas respiratorios, tiene acción descongestiva, promueve la desinflamación de las vías respiratorias, alivia la tos y los síntomas del COVID-19. Puedes usarlo como té y usarlo en baños de agua caliente y alcohol. El COVID-19 no es más que otro virus que traspasa tu sistema inmune, así que yo intentaba desesperadamente de fortalecer mi sistema inmunológico, ya que estaba recibiendo quimioterapia en esos momentos.

Otro excelente té que me ayudó mucho con el fortalecimiento de mi sistema inmunológico fue el té de hongos reishi o también conocido como *Ganoderma lucidum* o lingzhi, es un hongo originario de Asia, pero también lo puedes encontrar en América. se consigue fresco, en forma de té, en cápsulas, en pastillas o en polvo, si lo encuentras en polvo lo puedes agregar a tus batidos para disfrazar el sabor. Este hongo mantiene en alto tu sistema inmunológico, por lo tanto, facilita al cuerpo el tener defensas ante cualquier enfermedad. Tiene calcio, vitaminas, antioxidantes, y lo más importante, ayuda a la regeneración de tus células, por esa razón también te protege del VPH. También ayuda en la reparación de los tejidos en todas las partes de tu cuerpo. La vitamina C tiene muchos antioxidantes, los antioxidantes son nutrientes que proveen un bloqueo para tu piel y tus células contra los radicales libres los cuales se producen cuando tu cuerpo descompone los alimentos o cuando estamos expuestos al humo del tabaco o, como en mi caso, que estaba expuesta a radiación o quimioterapia.

He aprendido mucho durante estos últimos años, es triste pensar que sólo cuando te pasan cosas extremas es cuando cambia el sentido de tu vida, cambian positivamente tus hábitos de alimentación, así como también aprendes a cuidarte y a valorarte a ti misma y a los que te rodean. Si estás leyendo este libro te recomiendo que trates de seguir todos mis consejos para que no llegues a la condición de salud en la que yo me encontré. Si yo hubiese tenido un libro como este en mis manos desde el principio del proceso con el VPH, creo que mi vida habría sido diferente.

Me costó mucho tiempo y esfuerzo, sobre todo el tiempo, intentar con cada producto que encontraba y esperar para ver las reacciones que se producían en mi cuerpo. Todo esto que está escrito aquí fue probado por mí y fueron los productos con los que yo iba obteniendo mejoría. Sé que cada persona es diferente, por lo tanto, cada organismo es diferente, pero los virus son los mismos, los virus de alto riesgo son todos iguales, los virus de bajo riesgo son todos iguales, lo que los diferencia es que están compuestos por diferentes microorganismos, pero son virus al final de cuentas.

Otro aspecto importante es cómo reacciona tu organismo cuando pasa de la condición ácida a la condición alcalina. Ningún virus, sea de alto o bajo riesgo, puede sobrevivir en un medio alcalino, lo que mata al virus en una persona lo mata en otra porque están compuestos de lo mismo, ¿qué tan rápido lo hará?, depende de tu organismo. Me costó cerca de tres años aprender todo esto, como dije antes, nadie te explica lo que es el VPH y lo que realmente puede causar, además del cáncer o las verrugas. Yo tenía papilomas en mi garganta, me sometí a una operación para removerlos, mi garganta tenía una invasión de células llamadas hiperplasia que es el primer estado del cáncer. Tenía otra condición en términos médicos llamada papilomas intraductales de los senos. Son papilomas o verrugas en las vías lácteas de los senos que me causaban mucho dolor, además de producir la secreción de un fluido espeso de color amarillento y con mal olor. Estos papilomas se extendieron rápidamente y tuve que someterme a otra cirugía para removerlos ya que esta es la única posibilidad existente en la actualidad para tratar esta condición. Otra parte de mi cuerpo que salió infectada con papilomas fue el colon. Estos causan mucho dolor, comezón y, a veces, hasta sangrado, es realmente incómodo y doloroso. Aún no me he sometido a ninguna cirugía ya que estoy tratando de erradicarlos de manera natural haciendo enemas de caléndula y usando ungüento de caléndula, también aplicando baños con la hierba llamada «uña de gato» y árnica, ya que la uña de gato destruye el papilomavirus.

También estoy consumiendo muchas cerezas, ya que estas son ricas en vitaminas A, D y E, ácido fólico, betacaroteno y tiene altos contenido de fibra. La fibra ayuda a la correcta digestión, el intenso color rojo de la fruta es aportado por la gran cantidad de antioxidantes que posee, entre los que se destacan la quercetina, luteína, zeaxantina, también aporta minerales como el magnesio, el hierro y el calcio. Y algo adicional: te ayuda a dormir mejor ya que contiene melatonina. Otro fruto que te puede ayudar mucho son las bayas de goji debido a su fuerte contenido de antioxidantes, vitaminas y aminoácidos. Cada 100 gramos de bayas de goji contienen 311 microgramos de luteína y 3260 de zeaxantina.

Haciendo uso de todos esos productos y enfocándome siempre en lo orgánico y en lo natural, he podido observar una mejoría, ya no sangran tanto y la inflamación se redujo. La colonoscopia reflejó un 20% menos de papilomas y el examen Papanicolaou salió normal, el VPH desapareció. Quiere decir que todo lo que estoy haciendo está ayudando a reducir la cantidad de papilomas y a eliminar el VPH.

No obstante, los resultados positivos por el uso de productos naturales y orgánicos no sólo se limitaron al VPH, sino que también me ayudaron con el virus de COVID-19 y la neumonía, puesto que sólo estuve dos semanas con el virus.

Entonces, como has podido ver, he tenido una experiencia traumática con el VPH, este virus me llevó a tener papilomas en muchas partes de mi cuerpo, me sometí a cirugías, quimioterapia, cuidado mental y psicológico y cuando parecía que todo estaba mejorando se presentó un problema en mi cabeza. Para poder determinar la naturaleza del problema tuvieron que practicarme una tomografía que evidenció la presencia de un tumor en la cabeza, debido a que, en palabras simples, se secaron unos fluidos del lado izquierdo de mi cerebro. En el lado derecho de mi cabeza se manifestó otra condición llamada hipertensión intracraneal idiopática, la cual fue ocasionada por la quimioterapia. Como puedes ver, una cosa llevó a la otra, el VPH me llevó a tener precáncer, el precáncer me llevó a tener que hacerme tratamientos con quimioterapia, la quimioterapia afectó mi cabeza con esa condición de hipertensión, por eso es importante controlar el VPH a tiempo, porque en algunos casos puede afectar tu vida más de lo que te puedes imaginar. Gracias a Dios estoy libre de VPH, pero aún sigo luchando con las secuelas que me dejó, aunque sigo aprendiendo a reconocer que, no importa de cual condición de salud sufras, cambiando tus hábitos alimenticios siempre vas a poder mejorar tu salud. PORQUE ERES LO QUE COMES.

Definiciones

VPH - virus del papiloma humano.

Papilomatosis - es un trastorno que se caracteriza por la presencia de numerosas erupciones en la piel en forma de verrugas, especialmente en las vias respiratorias.

Colposcopia - es un procedimiento de diagnóstico médico que se utiliza para detectar células cancerosas o células anormales que se pueden volver cancerosas en el cuello uterino, la vagina o la vulva.

Depresión - enfermedad o trastorno mental que se caracteriza por una profunda tristeza, baja autoestima, cansancio físico, pérdida de interés por todo y disminución de las funciones psíquicas.

LGBT - es la sigla compuesta por las iniciales de las palabras **L**esbianas, **G**ays, **B**isexuales y **T**ransgénero. En sentido estricto, agrupa a las personas con las orientaciones sexuales e identidades de género relativas a esas cuatro palabras, así como las comunidades formadas por ellas.

Cuello uterino - el extremo inferior y estrecho del útero forma un canal entre el útero y la vagina.

pH – es la medida del grado de acidez o de alcalinidad de una sustancia o de una solución. El pH se mide en una escala en el rango de 0 a 14. En este rango, un valor pH de 7 es neutro, lo que significa que la sustancia o solución no es alcalina ni ácida. Un valor pH menor de 7 significa que es más ácida, y un valor pH mayor de 7 significa que es más alcalina. En medicina, tener un pH apropiado en la sangre es importante para el buen funcionamiento del organismo.

Antiséptico - son sustancias químicas que, aplicadas de forma tópica sobre la piel intacta, las mucosas o las heridas, reducen o eliminan la población de microorganismos causantes de enfermedades.

Antimicrobiano - son medicamentos que se utilizan para prevenir y tratar infecciones producidas por bacterias, virus, hongos o parásitos en los seres humanos, los animales y las plantas.

Vulva - órganos genitales externos de la mujer, que incluyen el clítoris, los labios de la vagina y la abertura de la vagina. Es una parte del sistema reproductivo femenino.

Punzante - dolor agudo que se siente como pinchazo.

NIC1 - células ligeramente anormales que se encuentran en la superficie del cuello uterino.

NIC2 - células moderadamente anormales que se encuentran en la superficie del cuello uterino.

DEFINICIONES

NIC3 - células severamente anormales que se encuentran en la superficie del cuello uterino.

PRR - papilomatosis respiratoria recurrente. Cuadro clínico infrecuente en el que se forman crecimientos similares a verrugas llamadas papilomas en las vías respiratorias (en los conductos que comunican la nariz y la boca con los pulmones).

Tumores - una masa anormal de tejido que aparece en alguna parte del cuerpo, causada por una multiplicación anómala de las células.

Cicatrizante - sustancia que favorece y acelera la cicatrización.

Antiinflamatorio - es la propiedad de una sustancia o medicamento que reduce la inflamación en el cuerpo.

Antioxidantes - son sustancias que pueden proteger o retardar el daño a las células causado por los radicales libres.

Regeneración - es la recuperación de un tejido o una parte del cuerpo que ha sido dañado o destruido.

Antifúngico - medicamento o sustancia que trata las infecciones causadas por hongos.

Alcalino - tener un pH superior a 7.

Desequilibrio - falta de balance en una situación en la que el equilibrio entre dos o más cosas no es correcto, justo o igual.

Sistema inmunológico - es una red compleja de células, tejidos, órganos y las sustancias que producen que ayudan al cuerpo a combatir infecciones y otras enfermedades.

Desintoxicar - eliminar en una persona los efectos tóxicos que han sido provocados por substancias nocivas o en mal estado.

Ácido fólico - nutriente del complejo de la vitamina B que se encuentra especialmente en las verduras de hoja verde y que el cuerpo necesita en pequeñas cantidades para mantenerse sano.

Bilis - líquido producido por el hígado y almacenado en la vesícula biliar / Término utilizado por los latinos centroamericanos para los síntomas atribuidos a la ira o rabia que incluyen tensión nerviosa, gritos, temblores, disfunción gástrica o, si es extremo, inconsciencia.

Osteoporosis - una condición médica en la que los huesos se vuelven frágiles.

Clamidia – es una infección producida por la bacteria *Chlamydia trachomatis*. Es la infección de transmisión sexual bacteriana más frecuente a nivel mundial. Existen diferentes cepas de estas bacterias que causan diversas enfermedades que incluyen tracoma (infección ocular), psitacosis y uretritis inespecífica.

Gonorrea - la gonorrea es la segunda infección de transmisión sexual causada por bacterias más frecuente en todo el mundo. Si no se trata puede producir infertilidad.

DEFINICIONES

VIH - también llamado virus de la inmunodeficiencia humana. Es la causa del síndrome de inmunodeficiencia adquirida (SIDA) e interfiere con los sistemas de defensa del cuerpo encargados de combatir las infecciones y ciertos tipos de cáncer. El virus puede transmitirse a través del intercambio de determinados líquidos corporales de la persona infectada tales como la sangre, leche materna, semen o fluidos vaginales. Más comúnmente se propaga por contacto sexual.

Herpes genital - una infección de transmisión sexual común marcada por dolor genital y llagas.

Sífilis - es una infección bacteriana que generalmente se propaga por contacto sexual. La primera etapa se manifiesta con la aparición de una llaga indolora (chancro) en los genitales, el recto o la boca. La segunda etapa es la erupción en el cuerpo que indica que el virus ya se ha propagado. Los síntomas desaparecen luego. La tercera etapa se llama latente, puede durar de 1 a 20 años sin experimentar ningún síntoma. La etapa final, que puede ocurrir años más tarde puede resultar en daño a los nervios cerebrales, los ojos y el corazón.

MONOGAMIA - LA PRÁCTICA DEL ESTADO DE ESTAR CASADO CON UNA SOLA PERSONA. LA PRÁCTICA DEL ESTADO DE TENER UNA RELACIÓN SEXUAL CON UNA SOLA PAREJA. EL HÁBITO DE TENER SÓLO UNA PAREJA A LA VEZ.

www.ingramcontent.com/pod-product-compliance
Lightning Source LLC
Chambersburg PA
CBHW072249170526
45158CB00003BA/1039